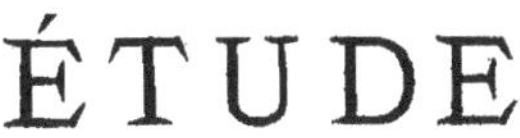

ÉTUDE

SUR LES

EAUX DE VALS

PAR LE

Dr Emile BOURGAREL

Ancien interne des hôpitaux de Paris, ex-chirurgien-adjoint des hôpitaux de Marseille,
Membre de la Société impériale de Médecine de Marseille,
Membre du Conseil d'Hygiène et de Salubrité des Bouches-du-Rhône,

Médecin consultant à Vals.

MARSEILLE
CAMOIN, LIBRAIRE, RUE CANNEBIÈRE, 1

1869

ÉTUDE

SUR LES

EAUX DE VALS

PAR LE

Dr Emile BOURGAREL

Ancien interne des hôpitaux de Paris, ex-chirurgien-adjoint des hôpitaux de Marseille,
Membre de la Société impériale de Médecine de Marseille,
Membre du Conseil d'Hygiène et de Salubrité des Bouches-du-Rhône,

Médecin consultant à Vals.

MARSEILLE
CAMOIN, LIBRAIRE, RUE CANNEBIÈRE, 1

1869

TYPOGRAPHIE ET LITHOGRAPHIE CAYER ET COMP[ie]
Rue Saint-Ferréol, 57.

ÉTUDE

SUR LES

EAUX DE VALS

SOURCES MAGNÉSIQUES

DYSPEPSIE INTESTINALE

Le but de ce travail est d'examiner une question des plus intéressantes : celle de savoir s'il existe à Vals des eaux laxatives, et quel parti l'on en peut tirer. Dans quel sens convient-il de répondre à cette importante question ? C'est ce que nous verrons plus loin. Mais avant d'aborder cette étude, il est nécessaire que nous jetions un coup-d'œil général sur Vals et ses eaux.

VALS ET SES EAUX

En ce qui concerne les eaux minérales, tout ce qui touche à la pathologie doit, à mon sens, être écrit seulement pour les médecins. Assez d'annonces, d'affiches et de prospectus sollicitent directement le public, pour que notre devoir soit de nous occuper uniquement du but scientifique et médical. Les Guides pratiques, destinés aux malades, peuvent être utiles, jusqu'à un certain point, en indiquant les règles à suivre dans le régime, les précautions dont le traitement doit être accompagné, et les dangers que leur oubli entraîne. Mais le rôle du Guide s'arrête là. Il doit être hygiénique et non thérapeutique; car les notions médicales qu'il peut donner, étant forcément incomplètes, sont plutôt nuisibles qu'utiles.

Je ne dirai donc de Vals, au point de vue descriptif, que ce qui doit être connu des médecins, intéressés à savoir, avant de diriger leurs malades vers une station quelconque, si la situation topographique, les conditions de climat et d'hygiène qu'ils y trouveront sont bien celles qui leur conviennent.

Vals est situé dans une étroite vallée, entourée de hautes collines que de beaux arbres couronnent, et arrosée par une rivière transparente et fraîche, la *Volane,* qui, à quelques pas de là, se jette dans l'Ardèche.

Aux environs existent de beaux sites, des ruines intéressantes, des volcans éteints, etc.; en un mot, les motifs d'excursion ne manquent pas, ce qui est utile. Mais il est plus important encore de faire connaître que l'on trouve, à Vals même, indépendamment du parc, des chemins et des sentiers où la promenade est facile, et où les malades peuvent prendre un salutaire exercice.

Le double rideau de collines qui domine Vals, l'abrite contre les vents. La vallée est ouverte au nord, ce qui est un avantage pendant la saison chaude. Malgré sa situation au pied de hautes montagnes, presque au centre de la France, Vals, dont l'altitude est seulement de 240 mètres, appartient au climat méridional, sur la limite duquel il est placé. En montant de quelques kilomètres seulement vers le nord, on trouve un changement complet, tant dans la température que dans les produits du sol. A Vals le mûrier abonde, et la zone de l'olivier commence. On se sent dans le Midi, mais dans un Midi déjà modifié. Des ondées bienfaisantes viennent souvent rafraîchir l'air qu'on y respire; une brise du Nord qui, partant des montagnes, s'engage dans l'étroite vallée, tempère l'ardeur des jours les plus chauds. Il n'y a donc pas dans le courant de l'été d'époque où l'on doive éviter de venir à Vals. Quant aux limites dans lesquelles est restreinte la saison des Eaux, elles varient un peu suivant les années, et selon que les mois de mai et de septembre sont plus ou moins beaux. La dernière moitié de mai présente souvent de bonnes conditions pour le traitement; et la saison favorable peut se prolonger jusqu'au commencement d'octobre. En dehors de ces limites, on ne peut compter sur un temps assez beau pour que la cure soit poursuivie sans interruption.

Les variations brusques de la température, au printemps et à l'automne, font de Vals une station d'été. Cependant, à cet égard, il convient de faire une observation. A Vals, comme à Vichy, et partout où l'on traite les maladies des voies digestives, une température trop élevée est nuisible à la cure. Les dyspeptiques, les bilieux, tirent de leur traitement un moindre bénéfice à l'époque où la chaleur est forte. Si l'on ne peut plus aujourd'hui, comme on le faisait à Vichy du temps de Lucas, fermer les Établissements pendant le mois le plus chaud, il est bon au moins de prévenir les malades, et de leur conseiller comme moments favorables pour leur cure le commencement et la fin de l'été. Mais c'est en vain que les médecins insistent sur ce conseil. La mode est plus forte que la raison. La plupart des malades ne trouvent la saison favorable qu'au moment où l'on est partout serré, pressé; où il faut conquérir, en quelque sorte, son lit, sa baignoire, sa place à table. Comme au spectacle, ils ne veulent entrer qu'au second acte, quand la salle est pleine.

Etablissements thermaux de Vals.

Principales sources.

Vals possède actuellement deux établissements thermaux. L'un tout récent; l'autre plus ancien, et en voie de transformation complète. Tous deux sont alimentés par plusieurs sources. Aux cabinets de bains sont annexés des cabinets pour les douches ascendantes, pour les bains de siége, enfin pour tout ce qui concerne le traitement hydrothérapique.

Grâce à ce qui a été fait dans ces dernières années, et aux améliorations nouvelles dont on s'occupe en ce moment, les malades trouvent à Vals toutes les ressources que peut nécessiter le traitement le plus complexe, et l'organisation de nos thermes sera désormais en rapport avec le succès de la station.

Les sources de Vals, très-nombreuses et très-variées, sont, pour la plupart, abritées par d'élégants pavillons où les malades peuvent se reposer.

Le nombre de ces sources augmentera encore. L'ardeur que l'on met à en chercher partout de nouvelles, ardeur que le temps calmera, n'aura pas été stérile, si elle aboutit à la découverte de quelque fontaine abondante, permettant d'augmenter à volonté le nombre des baignoires, et même d'établir des piscines, ce *desideratum* de tant de stations thermales (1).

En attendant, les sources actuelles sont assez nombreuses pour que leur étude nécessite une classification préalable.

Les unes sont *bicarbonatées-sodiques*, les autres *sulfo-arsénicales-ferrugineuses*.

Les premières doivent être divisées en deux groupes.

L'un renferme les sources qui contiennent moins de deux grammes de bicarbonate de soude.

Les plus connues sont la Marie, la Saint-Jean, la Pauline et l'Impératrice. Ce ne sont pas seulement des eaux de table. Elles nous rendent, dans le traitement d'un grand nombre de maladies, autant de services que les sources plus minéralisées.

L'autre comprend les sources riches en bicarbonate de soude, suivant une gamme ascendante, depuis la Victorine qui en contient trois grammes jusqu'à la Marquise qui en renferme plus de sept.

Les applications de ces différentes sources, dans l'un comme dans l'autre groupe, dépendent, non-seulement de leur degré de richesse en bicarbonate de soude, mais aussi des autres substances qui les minéralisent, comme le fer, la chaux, la magnésie.

Parmi ces sources, les unes ont depuis bien des années

(1) Depuis que ces lignes sont écrites, une superbe source a été découverte dans la cour même d'un des établissements thermaux. Son abondance est telle, que le manque d'eau pour le service des bains n'est plus à craindre, quelle que soit l'augmentation supposable du nombre des baigneurs. De plus, la température de cette source étant basse, elle sera employée avec avantage pour l'hydrothérapie dont l'organisation jusqu'à présent avait laissé à désirer. Ainsi, l'espérance que nous concevions s'est réalisée.

établi leur réputation. Ainsi la Marquise a pour elle la consécration du temps et le retentissement des belles cures qu'elle a produites.

La Chloé est aussi la favorite des habitués de Vals et elle justifie leur préférence. Sa minéralisation moyenne la rend applicable à un très-grand nombre de cas. Elle peut suffire à parfaire le traitement de la plupart des maladies qui réclament la médication alcaline ; et bien des sources de Vals pourraient disparaître sans grand préjudice pour nous, s'il nous restait la Chloé.

L'Impératrice, la Désirée et la Précieuse doivent aux proportions spéciales de leurs éléments minéralisateurs une réputation qui s'affirme de jour en jour.

D'autres, plus nouvelles, comme la Délicieuse, la Juliette, la Reine, et quelques-unes enfin qui viennent à peine de naître, ont l'ambition légitime de rivaliser avec leurs aînées.

Les énumérer toutes est inutile, et le tableau que nous en donnerions aujourd'hui serait déjà incomplet demain.

Peu importe d'ailleurs la multiplicité de ces sources. Il suffit de les classer par groupes pour que l'esprit ne risque pas de se perdre dans l'appréciation de leur valeur relative.

Eaux sulfo-arsénicales, ferrugineuses.

Les eaux sulfo-arsénicales-ferrugineuses forment un troisième groupe composé de deux sources :

La Dominique ;
La Saint-Louis.

Un mot d'abord sur ces dernières.

La Dominique a depuis longtemps fait ses preuves. Son

action dans certains états névropathiques, dans la chlorose, les fièvres intermittentes rebelles, etc., n'a plus besoin d'être démontrée. Lorsque la dyspepsie ou la gastralgie est sous la dépendance de la chlorose, il arrive souvent que des malades envoyés à Vals en vue des eaux alcalines, les essaient toutes en vain. On emploie alors la Dominique, et elle réussit merveilleusement. La facilité avec laquelle l'eau de cette source est supportée dans ces cas-là, est remarquable. La plupart des femmes la boivent avec plaisir, et nous sommes obligés de modérer leur tendance à en trop prendre. Mais il faut ajouter que, si la Dominique donne des résultats admirables alors que l'usage en est bien indiqué, une erreur commise à cet égard est très-fâcheuse et parfois difficile à réparer.

La Saint-Louis ne diffère que très-peu de la Dominique. Les éléments minéralisateurs de ces deux sources sont les mêmes, sinon en quantité, du moins en qualité. Cependant il est utile de constater que, parmi les malades, il en est qui supportent mieux l'une que l'autre, sans que d'avance on puisse rien préjuger à cet égard.

L'eau de la Saint-Louis, recueillie avec soin, est conduite dans un des établissements thermaux et employée en bains. Ces bains ont une action tonique des plus puissantes ; mais leur emploi exige une grande surveillance. Non mitigés, ils produisent très-vite de l'excitation, de l'insomnie, un mouvement de fièvre ; en un mot, ils dépassent le but. Cet effet se produit sur presque tous les malades lorsqu'ils en prennent plus de deux ou trois de suite. Il importe donc d'en interrompre l'usage à peu près tous les deux jours, et dans la plupart des cas il convient de les couper avec une proportion plus ou moins grande d'eau douce. L'effet thérapeutique des bains de la Saint-Louis appelle l'attention des médecins et mérite d'être étudié avec soin.

Il y aurait beaucoup à dire sur l'action de la Dominique et de la Saint-Louis. On a nommé cette eau toni-sédative ; mais l'effet sédatif n'est que secondaire et consécutif. A ce compte, la viande et le vin, dont l'usage fait cesser bien des accidents nerveux, seraient aussi des sédatifs. Cette eau n'est pas plus sédative que le fer n'est emménagogue. La preuve en est dans l'excitation qu'elle produit quand, par suite d'une indication mal saisie, elle porte à faux ; et dans bien des cas on peut dire d'elle ce que disait Brown de l'opium : « *Herclè, non sedat.* »

Eaux bicarbonatées. — Sodiques.

La division des eaux bicarbonatées-sodiques de Vals en deux groupes, d'après leur degré de minéralisation par le bicarbonate de soude, est la plus simple, et elle suffit à guider le médecin. Cependant d'autres classifications ont été proposées, lesquelles ont pour base soit l'action physiologique des différentes sources, soit la proportion relative des composés chimiques découverts en elles par l'analyse. Mais l'action physiologique sur laquelle repose la première de ces divisions est contestée. Quant à la proportion plus marquée de certains éléments minéralisateurs dans quelques-unes de nos sources, il est bon de la constater, et de profiter des indications qui en résultent, sans qu'il soit utile de créer pour elles une classe à part, l'action qu'elles possèdent comme bicarbonatées-sodiques restant prédominante sur l'action accessoire due à d'autres éléments, et le groupe qu'on formerait ainsi présentant l'inconvénient de réunir des sources tout à fait dissemblables sous beaucoup de rapports.

Nous pouvons donc, constatant que plusieurs fontaines de Vals sont plus riches que les autres en bicarbonate de magnésie, étudier les effets attribuables à cet élément de minéralisation, mais sans nous croire permis d'en faire un groupe distinct, et en reconnaissant que, si nous les nommons sources magnésiques, cette dénomination n'est pas entièrement légitime. Reste à savoir si leur action physiologique et thérapeutique la justifie. C'est la question que nous voulons essayer de résoudre dans cette étude.

Des Sources magnésiques de Vals

Toute eau minérale possède généralement des propriétés qui lui sont communes avec d'autres eaux, et des propriétés qui lui sont propres. Elle doit donc être étudiée à un double point de vue.

Établir, par exemple, que Vals, comme Vichy ou Karslbad, convient aux malades atteints d'engorgement du foie ou de calculs hépatiques; comme Contrexeville ou Saint-Alban, aux graveleux, et, comme Pougues, aux dyspeptiques, c'est étudier l'action commune de ces eaux ; et ce premier travail, en groupant des eaux analogues soit par leur composition, soit, ce qui est plus important, par leurs propriétés thérapeutiques, facilite le médecin dans le choix de la station qu'il doit conseiller au malade.

Sans doute les indications sont en général précises, et commandent l'usage de telle eau à l'exclusion des autres. L'à-peu-près en ces questions ne saurait être admis au point de vue purement médical ; mais il ne faut pas oublier cependant que la décision du médecin n'a pas toujours le droit d'être absolue, et qu'elle doit fréquemment céder devant des raisons de nature variable, parfois futiles, souvent sérieuses, en un mot devant les conditions dans lesquelles se trouve le malade, conditions de fortune, d'éloignement, etc.

Cette première étude a donc son importance ; mais il ne faut pas s'arrêter là. La réputation d'une source dépend surtout de l'action qui lui est propre ; et, comme cette action est forcément limitée à un certain nombre d'états pathologiques, le devoir du médecin, qui étudie une eau minérale et veut en assurer le succès, est de restreindre le cadre des affections contre lesquelles il la conseille, plutôt que de chercher à l'agrandir outre mesure. Une bonne guérison, bien réussie, fait plus pour le succès d'une fontaine que dix ébauches de guérison que les malades auraient tout aussi bien obtenues ailleurs.

Je regrette donc cette tendance assez générale par laquelle, dans chaque station, on pousse jusqu'aux dernières limites la nomenclature des états morbides qui en sont tributaires, et l'on arrive ainsi à aligner, à propos des vertus curatives de chaque source, un chapelet de maladies à rendre jalouse *la douce Révalescière*. C'est là un entraînement dangereux qui, loin de servir la thérapeutique thermale, me paraît plutôt propre à la discréditer.

En ce qui concerne Vals, s'il est bon de faire connaître au monde médical toutes les affections dans lesquelles ses eaux sont utiles, il importe plus encore de lui indiquer celles qu'elles guérissent le mieux. Après avoir montré leurs propriétés communes, il faut insister sur leurs propriétés spéciales.

La médication alcaline, par la multiplicité des cas auxquels elle s'applique, est une source inépuisable de questions pleines d'intérêt. Celle qui fait l'objet de ce travail a tout d'abord appelé mon attention. Elle est pour la station de Vals d'une importance incontestable. Plusieurs de nos sources contenant une proportion notable de bicarbonate de magnésie, il s'agit de savoir si elles doivent à cet élément de minéralisation une action spéciale ; en un mot, si elles sont purgatives, ou au moins laxatives.

Si cette question peut être résolue par l'affirmative, il en résulte pour notre station un avantage remarquable.

Plus d'une fois, j'ai entendu les médecins de Vichy exprimer le regret de n'avoir pas à leur disposition une source laxative. En effet, une source alcaline douée de cette propriété peut rendre les plus grands services dans beaucoup d'états pathologiques. Ces engorgements du foie accompagnés d'une constipation opiniâtre, cet état complexe que les Allemands ont assez bien nommé *pléthore abdominale*, etc., seraient combattus avec bien plus d'avantage par les eaux bicarbonatées sodiques, si à leur action altérante s'ajoutait cette action deplésive que tant de personnes vont chercher si loin, à Karlsbad, en Bohême. Chez combien de malades la médication alcaline ne commence-t-elle à agir que lorsqu'on a déblayé le ventre ; et combien de fois, à Vichy, n'est-on pas obligé de couper la cure par un purgatif ?

Certaines sources de Vals possèdent-elles une propriété purgative ou laxative ? Comment doit-on répondre à cette question ?

Tout d'abord on éprouve quelque embarras. En effet, si cette propriété n'est pas douteuse pour l'un de nos confrères qui déclare que bien souvent il faut la surveiller de près, la modérer, parce qu'elle peut dépasser le but, d'autres pensent qu'elle est loin d'être constante, qu'elle n'appartient pas en propre à certaines sources ; enfin que pour obtenir cet effet il faut employer des doses exagérées produisant une purgation pour ainsi dire mécanique.

Devant cette divergence d'opinions, il m'a paru que la question devait être étudiée de nouveau.

Dans une étude de ce genre, il faut, avant tout, se mettre à l'abri des causes d'erreur. Or il y en a beaucoup dans le sujet qui nous occupe ; quelques-unes si difficiles à éviter qu'on ne peut, même avec la plus grande prudence dans l'observation, être certain d'avoir pu s'y soustraire. Il convient donc, tout d'abord, de les signaler.

La première cause d'erreur consiste à attribuer à l'action des eaux un effet qui en est tout à fait indépendant ; *post hoc, ergò propter hoc*. J'ai vu un homme, condamné depuis six mois aux potages qu'il vomissait le plus souvent, digérer sans peine, le jour de son arrivée à Vals, deux repas plus que complets. Il n'avait pas encore bu d'eau minérale. S'il en eût seulement pris un verre, ne pouvait-on pas crier au miracle, et attribuer à l'eau ce qui n'était qu'un résultat du changement d'air ? De même, on pourrait mettre sur le compte de l'eau minérale la diarrhée dont les malades se plaignent quelquefois dès leur arrivée, et qui est dûe uniquement au changement de régime. Car bien des malades, excités par une boisson apéritive, mangent dès les premiers jours plus que d'habitude ; et beaucoup aussi, dont l'estomac délicat réclame un choix spécial d'aliments, se relâchent de leur, sévérité, et croient que la présence du remède les délivre de tout assujétissement en fait d'hygiène alimentaire. De là des diarrhées qui obligent parfois à suspendre le traitement.

Une autre cause d'erreur, c'est l'effet réellement laxatif produit chez beaucoup de personnes par les eaux de Vals, comme, du reste, par la plupart des eaux minérales, au début du traitement, effet, en général, passager. D'autres fois c'est en pleine cure que survient la diarrhée; mais elle ne peut être attribuée à une source plutôt qu'à une autre. Toutes la produisent à certaines époques, variables suivant les années, et principalement dans les quinze jours les plus chauds de l'été, surtout lorsque le temps est orageux. Cet effet prouve tout simplement que l'eau minérale est devenue indigeste. On l'observe dans un grand nombre de stations.

L'épreuve des eaux magnésiques ne peut donc être faite sûrement que chez les malades sur qui les autres sources n'ont eu aucune action laxative; et même, pour qu'elle soit tout à fait sans reproche, il faut la renouveler plusieurs fois sur la même personne afin de se mettre à l'abri des effets du hasard. Par exemple, lorsqu'un malade, qui a pris l'eau de la Saint-Jean sans obtenir d'action laxative, l'obtient par l'usage de la Précieuse, je suppose, on peut encore se demander si quelque autre source fortement alcaline n'aurait pas amené le même résultat. Mais si, ce résultat obtenu, vous le faites cesser en supprimant l'usage de la Précieuse, etre paraître à volonté en le reprenant, voilà une épreuve décisive dont la valeur ne saurait être contestée, et qui, faite sur un certain nombre de malades, acquiert une extrême importance.

Enfin il convient de faire cette épreuve en n'employant que

des doses prudentes. Si votre malade est obligé pour obtenir une légère purgation, d'avaler presque coup sur coup, dans la matinée, une douzaine de verres d'eau et quelquefois davantage, outre le danger auquel il s'expose, vous n'arrivez pas à une appréciation juste de l'effet produit. Ce qui a lieu est un phénomène presque purement mécanique. C'est le procédé d'Hercule pour les écuries d'Augias, procédé que nous ne pouvons sans péril appliquer à l'intestin de nos malades, dans quelque état d'encombrement que nous le supposions.

Sources magnésiques

Voyons d'abord quelles sont les sources de Vals qu'on peut appeler magnésiques.

Pour que cette dénomination soit légitime, il faut au moins que la proportion de bicarbonate de magnésie soit prédominante sur celle du bicarbonate de chaux. Ces conditions, très-rares dans les eaux bicarbonatées sodiques, se trouvent dans celles de nos sources dont les noms suivent :

La Désirée,
La Précieuse,
La Camuse,
L'Impératrice.

Les trois premières appartiennent au groupe des sources fortement alcalines (6 grammes de sel de soude) ; la dernière au groupe des sources faibles en bicarbonate de soude (1 gr. 75).

Dans l'eau de la Camuse, la proportion de magnésie, tout en restant supérieure à celle de la chaux, est peu considérable (0 gr. 34). Cependant cette source, une des plus anciennes de

Vals, a eu longtemps une grande réputation comme laxative, désobstruante. Elle était entourée tous les matins d'une clientèle nombreuse où les Méridionaux prédominaient. Là, tous les bilieux, les constipés, venaient s'abreuver à haute dose. Aujourd'hui la mode n'est plus de boire à la Camuse; les gens des environs seuls lui sont restés fidèles. Pourquoi cette déchéance? La Camuse ne produit-elle plus le même effet depuis qu'on la prend, comme les autres sources, à des doses plus modérées? Son action n'a-t-elle jamais été due à la quantité assez faible de magnésie qu'elle contient, et ne résultait-elle que d'une sorte d'indigestion causée par les grandes verrées qu'on en buvait autrefois? Il est certain que cette source est peut-être encore la plus laxative que nous possédions. J'ai vu des malades, après s'être adressés en vain à d'autres fontaines pour vaincre leur constipation, parvenir à en triompher en buvant de la Camuse. Cela tient sans doute à ce que celle-ci, moins gazeuse que les autres, est plus difficile à digérer, ou enfin à quelque autre cause qui échappe à notre appréciation. Toujours est-il qu'en raison de cette propriété, cette source peut rendre de grands services à certains malades. Mais, comme elle ne peut être supportée que par des estomacs tolérants, l'usage en est borné. Nous aurons donc très-peu à en parler, devant nous occuper surtout d'une maladie contre laquelle cette source n'est guère applicable.

Dans la composition de la Désirée et de la Précieuse, on remarque la proportion très-notable de deux éléments importants de minéralisation : le bicarbonate de magnésie (près d'un gramme) et le chlorure de sodium (1 gramme), tandis que le fer s'y trouve en faible quantité. Cette composition explique comment, dans certaines dyspepsies douloureuses, les malades arrivent, comme on le verra dans plusieurs de nos observations, à supporter la Désirée ou la Précieuse, malgré leur richesse en bicarbonate de soude, lorsque des sources beaucoup plus faibles réveillaient les douleurs.

La source Impératrice doit aussi appeler tout particulièrement notre attention. Dans cette eau, la richesse en bicarbonate de chaux (0 gr. 49) et de magnésie (0 gr. 62) est d'autant plus importante que le bicarbonate de soude est en faible proportion (1 gr. 75), ce qui lui donne à peu près les caractères d'une eau bicarbonatée mixte. Or, on sait la tolérance de l'estomac pour les eaux ainsi composées. L'Impératrice, relativement riche en magnésie et en chaux, faible en bicarbonate de soude, est dans les meilleures conditions pour être bien supportée, même dans les dyspepsies douloureuses. C'est en effet ce qui a lieu, comme nous le montrerons plus loin. Cette source est de plus très-ferrugineuse.

Ainsi la première propriété à signaler dans nos sources magnésiques (Impératrice, Précieuse, Désirée), c'est d'être facilement tolérées par l'estomac. Cette qualité est marquée surtout pour les deux premières.

Quant à l'effet laxatif, on a objecté que la faible quantité de bicarbonate de magnésie contenue dans ces eaux est incapable de le produire. Mais cette objection tombe d'elle-même lorsqu'on voit d'autres eaux minérales produire des effets hors de proportion avec les composés qu'elles renferment. Ainsi l'action laxative et même purgative des sources de Karlsbad, lesquelles contiennent, à peu près, deux grammes, par litre, de sulfate de soude, serait-elle aussi bien obtenue par la même dose de ce sel dissous dans un verre d'eau douce? Si donc les sources magnésiques de Vals sont laxatives, bien qu'elles contiennent peu de magnésie, il faut rapporter ce résultat à cet élément de leur constitution.

Les eaux minérales peuvent produire de deux façons l'effet laxatif. Tantôt elles agissent en ce sens dès le début de leur usage, pendant un temps plus ou moins long, quelquefois très-court, après quoi elles amènent souvent de la constipation; et la succession de ces deux effets peut être utilisée, comme nous l'indiquerons. Tantôt, au contraire, l'action laxative se fait attendre ; elle ne s'établit qu'au bout de quelques jours et pour un temps dont la durée varie. Il importe donc d'examiner non-seulement si les sources magnésiques de Vals ont une action laxative, mais encore de quelle façon, à quel moment, et pour combien de temps elle se produit.

Il serait inutile de reproduire ici l'observation des malades, traités par nos sources magnésiques, chez qui le résultat a été négatif au point de vue de l'action laxative. Je me borne à signaler ce résultat d'autant plus remarquable que plusieurs de ces malades ont suivi leur traitement pendant le mois le plus chaud de l'été, et n'ont éprouvé aucun effet laxatif alors que, autour d'eux, bien des personnes, sous l'influence de la chaleur et du temps orageux, étaient purgées par l'eau minérale bue à des sources non magnésiques. Ainsi, l'effet laxatif est loin d'être constant.

Mais, chez un certain nombre de malades qui n'ont pu obtenir cet effet, l'épreuve n'a pas été stérile, car elle m'a permis de constater une particularité importante, c'est que l'eau des sources magnésiques est infiniment mieux supportée que celle d'autres sources dans les dyspepsies douloureuses.

Ainsi, une jeune dame de Marseille, sujette à une constipation opiniâtre, et souffrant cruellement de l'estomac à chaque digestion, après avoir inutilement essayé la Marie et la Saint-Jean, a bien supporté l'eau de l'Impératrice, et, ce que je n'osais pas espérer, celle de la Précieuse à dose assez élevée. Il n'y a eu aucune action laxative, mais l'affection douloureuse de l'estomac a cédé.

On trouvera plus loin l'observation complète d'une malade chez qui cette remarquable tolérance de l'estomac pour les eaux magnésiques a été bien nettement accusée.

Si l'action laxative ne se montre pas toujours, chez un certain nombre de malades elle est incontestable.

En voici quelques exemples :

Observation. — M. B..., du Puy, âgé de quarante ans, grand, fort, coloré, est atteint de dyspepsie avec constipation. Après avoir bu pendant quelques jours de la Saint-Jean à haute dose, ce malade, restant constipé, commence le 20 juin à prendre de la Précieuse à la dose de six, puis de huit verres par jour.

Le 22, selles abondantes, liquides, très-soulageantes. La sensation de pesanteur éprouvée d'habitude dans l'estomac disparaît. L'effet laxatif continue plusieurs jours à se produire.

Du 25 au 29, la Précieuse est remplacée par la Chloé thermalisée, à cause d'une angine assez intense. La constipation reparaît.

Le 29, reprise de la Précieuse à la dose de six à huit verres par jour. Les selles redeviennent faciles, abondantes, sans véritable diarrhée.

Observation. — Mlle Ch..., du Puy, âgée de trente-six ans, malade depuis trois mois, mal réglée, est sujette à des vomissements qui se produisent chaque matin pendant plusieurs semaines ; cessent de temps en temps, puis reparaissent. En même temps existent des vertiges fréquents, suivis d'une céphalalgie très-fatigante. Pas d'appétit; constipation habituelle.

Le 30 juin, c'est-à-dire après trois jours de traitement par la Saint-Jean et la Chloé, les vomissement cessent d'avoir lieu. La tête est moins lourde, mais les vertiges n'ont pas disparu. Je conseille l'usage de la Désirée à cause de la constipation qui persiste.

Le 5 juillet, la Désirée a causé de la diarrhée. Plusieurs selles liquides par jour. Je supprime l'usage de cette eau et fais boire de la Saint-Jean le matin, de la Dominique le soir. La diarrhée cesse. Mais la malade, supportant mal la Dominique, revient à la Désirée. Celle-ci occasionne de nouveau la diarrhée, et cette action laxative continue à se produire jusqu'au départ.

Observation. — Mme C..., de alence, atteinte de rhumatisme chronique, et sujette à une constipation obstinée, arrive à Vals le 5 juillet. Elle prend d'abord de la Saint-Jean, puis de la Chloé, à dose élevée. La constipation persistant, elle essaie la Désirée, depuis six jusqu'à dix verres par jour, sans résultat. La Camuse, prise ensuite à la même dose pendant quelques jours, a seule produit un effet laxatif très-prononcé, et amené chaque jour plusieurs selles liquides.

Observation. — M. M..., des environs de Toulouse, atteint depuis quatre ans de glycosurie, arrive à Vals le 22 juillet. Les symptômes de sa maladie sont très-marqués ; soif inextinguible ; urines très-abondantes, claires, très-sucrées. Langue sèche, se collant au palais. Appétit violent. Constipation opiniâtre. Grande faiblesse des jambes.

M. M... a fait longtemps usage des alcalins. Il y a deux ans, il a bu de l'eau de Vichy à domicile.

Depuis deux semaines, il prenait 15 grammes de bicarbonate de soude par jour.

L'eau bue aux sources agit dès les premiers jours sur l'état général. La faiblesse des jambes diminue, le teint devient meilleur. La Chloé et la Magdeleine, à la dose de huit verres, n'ont pas d'action sur l'intestin. Le malade se plaignant beaucoup de sa constipation, je le mets à l'usage de la Précieuse. Au bout de trois jours, cette eau, à la dose de huit verres, amène des selles abondantes, liquides. Cet effet continuant les jours suivants, il a fallu revenir à la Magdeleine.

Observation. — Une dame de Paris, âgée de trente-cinq ans, est atteinte depuis plusieurs années d'une dyspepsie douloureuse. Au mois de mai dernier, les souffrances d'estomac ont augmenté. L'eau de la Saint-Jean a été prise aux repas pendant trois mois. Actuellement, les douleurs sont un peu moindres ; cependant, trois heures après chaque repas, la malade commence à souffrir d'une véritable crampe d'estomac qui dure ordinairement une ou deux heures. Il y a quelques mois, ces crampes ayant cessé ont été remplacées par des palpitations de cœur très-violentes. L'appétit est médiocre, le teint frais, coloré, l'état général bon. De temps en temps, vomissements de mucus gastrique.

La Saint-Jean au début, la Précieuse ensuite, prises par demi-verres d'abord, et dont la dose n'a jamais dépassé six petites verrées, ont fait diminuer les crampes dès les premiers jours, non de fréquence, mais d'intensité et de durée. Peu à peu leur fréquence a diminué aussi. Enfin elles cessent d'avoir lieu. L'appétit est excellent. Depuis que les douleurs d'estomac sont supprimées, de temps en temps quelques palpitations de cœur reparaissent.

La Précieuse a été bien supportée pendant toute la cure, et la tolérance de l'estomac pour cette eau a été d'autant plus remarquable que les sources ferrugineuses, comme la Chloé, n'avaient pas réussi. La malade, en raison de son état nerveux, ayant demandé à prendre un peu de Dominique, cette eau amena immédiatement une exacerbation de la douleur.

Le 23 juillet seulement, la malade, arrivée le 7, a pu prendre la Précieuse à dose un peu élevée. Jusque-là, il avait fallu s'en tenir à des demi-verres. Le 24, cinq verres de Précieuse ayant été pris la veille, les selles deviennent diarrhéiques. Je conseille de ne boire que de la Saint-Jean.

Le 26, la diarrhée a cessé. Reprise de la Précieuse.

Le 27, retour de la diarrhée; selles abondantes; quelques coliques; un peu de ténesme; revenir à la Saint-Jean.

Les deux jours suivants, les fonctions de l'intestin sont redevenues normales.

Le 29, le 30 et le 31, l'usage de la Saint-Jean est continué, avec addition d'une petite verrée seulement de Précieuse, matin et soir. La malade part le 1er septembre, délivrée des douleurs gastralgiques dont elle souffrait depuis si longtemps.

Ainsi les sources magnésiques de Vals sont laxatives pour un certain nombre de personnes, mais cet effet manque souvent. Il serait difficile d'établir quelle est la proportion des malades chez qui il se produit. Il nous suffit de constater ce résultat possible de l'usage des sources magnésiques, tout en reconnaissant, avec regret, qu'il n'est pas permis d'y compter d'une façon absolue.

Il est facile de voir, par les faits que nous avons relatés, quelle part dans cette action revient à chacune de ces sources.

1° La source Impératrice n'est que très-légèrement laxative. Elle facilite seulement les selles et les rend plus complètes. Comme elle est faible en bicarbonate de soude, la proportion de bicarbonate de chaux et de magnésie devient relativement plus considérable. De là, une tolérance remarquable de l'estomac pour cette eau, et la possibilité de la faire prendre à doses assez élevées dès le début du traitement. La présence de la magnésie contrebalance aussi dans cette source l'action constipante du bicarbonate de fer, ce qui permet d'en conseiller avec succès l'usage aux chlorotiques chez qui le fer augmente généralement la constipation.

2° La Précieuse, magnésique et peu ferrugineuse, est facilement supportée par l'estomac, malgré sa richesse en bicarbonate de soude. Elle est souvent laxative, mais il faut généralement pour obtenir cet effet en continuer l'usage pendant plusieurs jours à dose assez élevée.

Ce que je viens de dire de la Précieuse s'applique à la Désirée ; mais, par une raison qui m'échappe, celle-ci est d'une digestion moins facile, et réussit moins bien dans les dyspepsies douloureuses.

Quant à la Camuse, prise à haute dose, son action sur l'intestin est évidente. Cependant elle peut manquer, comme je l'ai vu plusieurs fois.

L'effet laxatif se manifeste rarement dès les premiers jours ; dans ce cas, il est généralement passager, éphémère. Lorsque, ce qui a lieu le plus souvent, il ne se produit qu'après un certain temps, il est rare qu'il ne persiste pas, et qu'on ne soit pas obligé de diminuer la dose d'eau minérale prise chaque jour, et même d'en interrompre l'usage. Ce résultat s'accorde très-bien avec ce que nous savons de l'action exercée par la magnésie sur l'intestin. Ainsi que Trousseau et Pidoux, dans leur *Traité de Thérapeutique*, l'ont noté avec soin, cette action se prolonge et s'accroît à mesure que l'on continue l'emploi de la magnésie, même sans augmenter la dose, contrairement à ce qui a lieu sous l'influence d'autres purgatifs, comme le sulfate de soude. Aussi, tandis que l'action laxative ou purgative des eaux sulfatées sodiques et chlorurées sodiques, promptement obtenue, s'éteint, en général, assez vite, celle des eaux magnésiques tend, au contraire, à persister. De là, une différence nécessaire dans le maniement de ces eaux, et l'obligation de surveiller avec soin l'emploi de ces dernières. Enfin, la dose de magnésie contenue dans les sources dont nous parlons étant faible, on conçoit que leur effet laxatif soit lent à se produire.

J'ai dit que souvent, lorsque la Précieuse ou la Désirée ont amené la diarrhée, il faut en suspendre l'usage ou diminuer considérablement la dose. En effet, les malades pour qui la prolongation de la diarrhée est utile sont très-rares. Dans la pléthore abdominale, dans les engorgements hépatiques, il peut y avoir avantage à exercer d'abord sur l'intestin une action déplétive. Mais il ne faut pas oublier que le bon effet de celle-ci est temporaire, et n'aboutira qu'à une modification très-passagère de l'état morbide si l'on ne fait pas intervenir le plus tôt possible l'action altérante qui seule aura des effets durables. Or, l'action purgative, quand elle se prolonge, nuit à celle-ci. Lorsque, par exemple, on voit chez un diabétique, à qui l'eau minérale a donné la diarrhée, le progrès dans la diminution du sucre s'arrêter tout à coup, c'est là un fait qui éveille l'attention. Du reste, la démonstration de cet antagonisme entre les deux actions n'a plus besoin d'être faite, et les médecins qui manient les eaux chlorurées sodiques savent bien que la méthode altérante et la méthode purgative ont chacune des applications différentes.

Ainsi donc, l'action laxative de quelques-unes de nos sources peut être utilisée dans certaines affections; mais chez un grand nombre de malades, il est difficile et quelquefois impossible de l'obtenir. Il est malaisé aussi de juger d'avance quelle source réussira le mieux dans ce sens. Dire que la Désirée doit être employée quand on veut arriver à une purgation, et la Précieuse quand on n'a besoin que d'un effet laxatif, c'est avancer une opinion que l'observation ne justifie pas, et qui me paraît conçue, non d'après les faits, mais *à priori*, d'après l'examen du tableau analytique de ces eaux. La Désirée n'agit pas sur l'intestin mieux que la Précieuse, et les faits que j'ai observés me permettent plutôt de dire qu'elle agit moins bien.

Rien n'est plus simple et plus commode qu'une théorie par laquelle il serait établi que, chez un dyspeptique, par exemple, s'il y a de la constipation, il faut conseiller les sources magnésiques, et si, au contraire, la diarrhée est prédominante, on doit employer les eaux non magnésiques, mais riches en fer et dignes, plus que les autres, du nom de reconstituantes, comme la Rigolette ou la Chloé (qui mérite de n'être pas oubliée en cette occasion). Mais cette théorie est compromise par l'observation de ces dyspepsies à prédominance diarrhéique où l'intolérance pour ces dernières sources est manifeste, et qui ne subissent de modifications heureuses que par l'emploi des eaux magnésiques, lesquelles, dans bien des cas, sont seules tolérées.

Dans cette forme de dyspepsie, très-commune et très-rebelle, contre laquelle les eaux bicarbonatées sodiques doivent être employées avec beaucoup de circonspection, nos sources magnésiques rendent les plus grands services, comme nous le montrerons, en exerçant sur l'intestin une véritable action substitutive.

Dyspepsie intestinale.

C'est une forme de la dyspepsie, dans laquelle les phénomènes morbides ont principalement pour siége l'intestin, et se traduisent par de la diarrhée ou des alternatives de diarrhée et de constipation.

La maladie consiste-t-elle en un simple désordre fonctionnel, ou bien l'élément inflammatoire y joue-t-il un rôle; autrement dit, existe-t-il toujours un certain degré d'entérite chronique?

A mon avis, on abuse un peu du mot entérite trop volontiers appliqué à l'affection qui nous occupe. L'entérite chronique est, par rapport aux troubles fonctionnels de l'intestin, dans la même proportion que la gastrite chronique par rapport à la dyspepsie proprement dite. Et, pour continuer la comparaison, de même que la gastrite chronique est autrement grave que la dyspepsie, de même la gravité de l'affection intestinale est bien plus grande quand l'élément inflammatoire y prédomine. Enfin, comme, dans la dyspepsie stomacale, un traitement maladroit développe la gastrite, ainsi, dans la dyspepsie intestinale, on voit souvent des symptômes d'entérite survenir à la suite d'une médication imprudente, notamment par les eaux minérales prises sans précaution.

On ne trouve dans les auteurs que des descriptions incomplètes de cette maladie, soit à l'article Dyspepsie, soit à l'article Entérite. « Il y a là (dit M. Durand Fardel, dans ses *Lettres sur Vichy*) toute une pathologie à faire. »

L'état décrit dans beaucoup d'ouvrages sous le nom de Dyspepsie flatulente, n'est pas exactement celui que nous étudions ici. Dans celui-ci, la flatulence existe, il est vrai, mais souvent d'une façon très-modérée, et laisse prédominer d'autres symptômes qui donnent à l'affection son caractère spécial.

Cette maladie complexe s'accompagne, en général, de phénomènes nerveux très-marqués. Elle mérite l'attention du médecin, car le traitement en est difficile, et l'indication de l'eau minérale qui lui convient est très-délicate.

Je n'ai pas la prétention d'en tracer ici un tableau complet; mais les hasards de la pratique médicale m'ayant fait rencontrer un certain nombre de cas de ce genre très-caractérisés, je veux essayer d'esquisser les principaux traits de cette forme de dyspepsie.

Tantôt les troubles de la digestion intestinale sont accompagnés de dyspepsie gastrique; tantôt celle-ci a entièrement disparu, ou bien est devenue si peu marquée que les symptômes en sont effacés sous la prédominance des désordres intestinaux. L'aspect de la maladie varie donc suivant que l'estomac participe encore ou a cessé de participer aux phénomènes qui la constituent. Le rôle que joue l'estomac dans cet état morbide peut être, dès le début, presque nul, et aller de plus en plus en s'effaçant ; mais il est fort rare que les fonctions de l'estomac aient toujours conservé leur intégrité, la maladie n'ayant touché que l'intestin. Peut-être même doit-on douter que le cas se présente, et penser que l'état de l'estomac n'a pas attiré l'attention du malade préoccupé seulement des troubles intestinaux. Ainsi, quand la digestion du soir est seule troublée, si le sommeil, ce qui arrive assez fréquemment, n'est pas interrompu par ce fait, le malade, qui n'a pas eu conscience de ce trouble, constate seulement le matin, au réveil, le résultat définitif de cette mauvaise digestion, et se croit atteint d'une affection de l'intestin seul, alors qu'en réalité tout l'appareil digestif fonctionne mal.

La dénomination de dyspepsie intestinale n'est donc pas absolument exacte. Il convient pourtant de la conserver, à défaut d'une meilleure, parce qu'elle exprime assez bien la nature de l'affection, en ayant soin de constater qu'elle désigne une maladie, non pas bornée à l'intestin, mais seulement caractérisée par la prédominance des troubles intestinaux.

Rien ne prouve mieux la solidarité de l'estomac et de l'intestin dans cet état morbide que le résultat produit quelquefois par un traitement malheureux. Sous l'influence d'une médication mal appropriée, on peut voir, en effet, alors que le mal paraissait borné à l'intestin, les troubles gastriques reparaître, et la maladie redevenir complète. L'emploi intempestif et le mauvais choix d'une eau minérale peuvent aboutir à cette fâcheuse conséquence.

Au début, les symptômes sont le plus communément assez légers. L'estomac devient capricieux ; la digestion est lente, accompagnée ou non de ballonnement, et de renvois, généralement inodores quand l'état nerveux prédomine. D'autres fois, au contraire, la digestion stomacale est très-rapide. L'organe semble se débarrasser à la hâte de sa besogne, la bâcler, pour ainsi dire. Les matières alimentaires, insuffisamment élaborées, passent ainsi dans l'intestin, qui, impuissant à réparer cette insuffisance d'action de l'estomac, ne parvient pas à terminer normalement leur digestion. Pendant ce temps, l'estomac, devenu vide tout à coup, sollicite impérieusement une nouvelle nourriture. De là, ces *fringales* subites, presque douloureuses, qui ne vont cependant pas jusqu'à la véritable douleur. La gastralgie proprement dite a plutôt pour compagne la constipation, tandis que l'état dont nous parlons amène de la diarrhée.

Ces phénomènes morbides peuvent devenir à peu près insensibles. Alors l'indigestion se produit, pour ainsi dire, silencieusement, soit à chaque repas, soit seulement après le repas du soir, ce qui est un fait assez commun, et très-caractéristique. Beaucoup de ces malades digèrent très-bien le repas du matin ; le soir, la nourriture prise ne paraît pas peser davantage sur l'estomac ; mais, au milieu de la nuit, un malaise général interrompt brusquement le sommeil, ou le rend agité. Si le malade s'éveille, il éprouve souvent dans les épaules des frissons légers, mais qu'aucune addition de couvertures ne parvient à faire cesser ; son front est humecté d'un peu de sueur froide ; il perçoit une sensation de froid aux jambes, et, dans la plupart des cas, ce froid est réel et appréciable au toucher. En même temps un gargouillement fin ou de gros borborygmes se font entendre dans le ventre. Une selle impérieuse, molle ou liquide, quelquefois solide dans sa première partie et liquide à la fin, force le malade à se lever.

Cette selle est rarement soulageante. Elle laisse après elle une sensation pénible, comme s'il devait être bientôt nécessaire de se présenter de nouveau à la garde-robe. Cependant, les phénomènes nerveux s'apaisent, et, si c'est pendant la nuit, le malade peut, en général, se rendormir. La selle est abondante, et alors unique, ou bien, moins copieuse, elle est suivie d'une ou plusieurs autres, jusqu'à ce que le gros intestin soit vidé, au moins en grande partie.

Dans les cas légers, ces troubles ne se produisent pas toutes les nuits, et le sommeil n'est pas toujours interrompu. Dans les cas graves et invétérés, chaque nuit ramène les mêmes symptômes, et la diarrhée peut devenir permanente.

Les désordres fonctionnels de l'intestin persistent, dans certains cas, alors qu'on ne constate plus rien d'anormal du côté de l'estomac. C'est que la longue durée de ces désordres a occasionné une altération organique, ou bien que, dès le début, ils ont été dus à une lésion, généralement à une inflammation subaiguë ou chronique. Alors on n'a plus affaire à une dyspepsie, mais bien à une entérite. En palpant avec soin l'abdomen, on trouve dans certains points l'intestin comme induré, douloureux à la pression, et des douleurs spontanées se font sentir soit dans la région iliaque gauche, soit, ce qui est plus fréquent, dans la région cœcale, ou bien dans le point de réunion des portions ascendante et horizontale du colon.

Les accidents nerveux, qui accompagnent cette dyspepsie, prennent quelquefois des formes bizarres. Dans un cas, récemment soumis à mon observation, le trouble de la digestion s'annonçait brusquement par une douleur frontale, et par une sorte de délire pendant lequel la pensée du malade ne pouvait se fixer sur aucun objet, l'imagination vagabonde courant sans trève d'une chimère à une autre.

Les selles, souvent fétides, varient de nature. Quelquefois, lorsque, la maladie tendant à guérir, les matières deviennent solides, elles sont entourées d'une couche de mucus. Elles ont un caractère particulier quand la maladie est liée à une affection du foie. Si la bile, trop épaisse ou trop rare, manque à l'intestin, les matières prennent la couleur du mastic des vitriers. Si, au contraire, la bile afflue tout à coup dans l'intestin, cette débâcle bilieuse colore les selles en vert quelquefois si foncé qu'elles paraissent noires.

Le retentissement de ces troubles digestifs sur l'économie tout entière varie suivant leur intensité, et surtout suivant leur marche. La débilitation devient quelquefois profonde en trés-peu de temps.

Cette maladie guérit rarement d'un seul coup, et la fréquence des rechutes décourage souvent le malade. Cependant la guérison peut avoir lieu rapidement lorsqu'on arrive à pénétrer la cause de l'affection, si cette cause est facile à supprimer. Les préoccupations morales graves, les travaux intellectuels trop suivis, l'abus des plaisirs vénériens jouent un rôle important dans l'étiologie de cette forme de dyspepsie. A ces causes, il faut ajouter les diathèses, surtout l'herpétique ou l'arthritique, souvent difficiles à deviner sous le masque de la dyspepsie.

L'énorme liste des médicaments employés contre cette maladie, depuis les purgatifs et les alcalins, jusqu'au nitrate d'argent et à l'arsenic, prouve combien elle est rebelle. Les eaux minérales la guérissent-elles?

Lorsque la maladie est due à de mauvaises conditions hygiéniques, comme une vie sédentaire, des travaux intellectuels trop prolongés, des repas irréguliers, etc., la cause étant facile à supprimer, il est facile de ramener la santé, surtout quand l'affection n'est pas invétérée. Nos *sources faibles* de Vals en boisson, quelques bains, quelques douches intestinales en débarrassent le malade; définitivement si, après la cure, il peut changer de façon de vivre. S'il est obligé de se replacer, après le traitement, dans les conditions d'hygiène auxquelles il doit son mal, il y a chance de récidive. Cependant, la médication ayant relevé les forces, l'organisme reconstitué se trouve en meilleure disposition pour lutter contre l'influence funeste des agents de perturbation par lesquels auparavant il était si facilement vaincu.

Lorsque des symptômes actuels, ou les antécédents du malade, permettent d'établir une corrélation entre la dyspepsie intestinale et quelque état morbide du système hépatique, les eaux de Vals sont formellement indiquées. Mais, dans ces cas, si l'on peut voir la dyspepsie céder promptement, le plus souvent elle ne disparaît qu'au bout d'un temps plus ou moins long, suivant que l'action des eaux s'exerce avec plus ou moins de rapidité snr l'affection du foie à laquelle les troubles dyspeptiques sont subordonnés.

Tous les auteurs, qui ont écrit sur la dyspepsie, ont constaté que les eaux bicarbonatées sodiques échouent dans un certain nombre de cas, et reconnu qne cet insuccès est dû à une diathèse, apparente ou cachée, tenant sous sa dépendance les troubles digestifs, et nécessitant une médication variable suivant sa nature. Tantôt c'est le lymphatisme, ou la scrofule; tantôt l'herpétisme, ou enfin l'arthritis. Suivant que l'une ou l'autre de ces diathèses existe, l'indication de l'eau minérale à conseiller varie, et le malade, qui s'est vainement adressé aux sources alcalines, obtient sa guérison soit par les eaux chlorurées sodiques, soit par les sulfurées; soit enfin, par d'autres eaux, comme celles de Plombières, dont l'efficacité n'est pas douteuse en certains cas.

Ainsi l'indication des eaux minérales dans la dyspepsie intestinale est moins subordonnée aux symptômes qu'à l'étiologie de l'affection.

Dans certaines dyspepsies diathésiques les eaux de Vals sont donc insuffisantes. Mais dans quelques formes de l'herpétisme et du rhumatisme, les alcalins sont manifestement utiles. En ajoutant aux dyspepsies qui en dépendent toutes celles qui ne tiennent à aucune diathèse, et celles qui sont symptômatiques d'une affection du foie, on peut voir que les eaux de Vals doivent être souvent indiquées.

Comment agissent les eaux bicarbonatées sodiques dans cette maladie? Disons tout d'abord qu'il n'est aucune affection dans laquelle le traitement soit plus difficile à diriger.

M. Durand Fardel dit, dans ses *Lettres sur Vichy* : « Les maladies de l'intestin sont, de toutes les maladies qu'on trouve à Vichy, celles peut-être dont le traitement est le plus difficile et réclame le plus d'attention. »

Dans son *Traité des eaux de Vals*, mon excellent confrère le Dr Chabannes s'exprime ainsi : « Ce que nous avons dit de la réserve avec laquelle les dyspeptiques doivent user des eaux de Vals est encore plus vrai pour les dyspepsies intestinales. »

En effet, le traitement de cette maladie par les eaux bicarbonatées sodiques exige de grands ménagements. Il peut cependant donner de beaux résultats, à condition, bien entendu, qu'on n'aura pas affaire à des ulcérations intestinales, ou à quelqu'une de ces phthisies dans lesquelles, le poumon n'ayant été qu'effleuré, le tubercule s'est jeté sur l'intestin.

Les dyspepsies intestinales que nous observons à Vals peuvent être divisées en deux catégories :

Les unes (généralement lorsque la maladie est récente) n'ont besoin que d'être dérigées prudemment des sources faibles aux sources fortes. La diarrhée une fois arrêtée par les premières, on achève le traitement par des eaux plus minéralisées, comme la Chloé ou la Rigolette, ou enfin par l'emploi de la Dominique, ou de la Saint-Louis.

Les autres (et ce sont les plus fréquentes) supportent mal les sources fortes. Il faut se borner à employer des sources faibles, en aidant leur action par des bains et des douches ascendantes. Chaque fois qu'on essaie de faire prendre à ces malades quelques verres de Chloé, de Rigolette ou de Magdeleine, on occasionne des pesanteurs d'estomac, de l'anorexie, de l'insomnie, de la fièvre. Si l'on persiste, on amène des douleurs d'estomac, une véritable gastrite, qui se traduit par la rougeur de la langue, laquelle se dépouille quelquefois de son *epithelium*, et ressemble à celle d'un scarlatineux. Si l'imprudence du malade l'a conduit jusqu'à cet état d'aggravation, il faut renoncer pour longtemps à tout traitement par l'eau alcaline. Mais si l'on suspend l'emploi des eaux aussitôt qu'une exacerbation des symptômes se produit, il suffit ordinairement d'un repos de quelques jours, pour qu'on puisse ensuite reprendre la médication avec succès, et nous verrons tout à l'heure quelles sont, parmi nos sources, celles qui réussissent le mieux.

Chez quelques-uns de ces dyspeptiques rebelles au traitement par nos eaux minérales, on observe une disposition exceptionnelle et assez caractéristique. On peut dire que les eaux de Vals bues à la source, sont, pour la plupart, vraiment agréables, et, pendant l'été, le premier verre matinal est généralement pris avec beaucoup de plaisir. A ces malades, au contraire, il cause parfois une grande répugnance. Ils hésitent à l'approcher de leurs lèvres. Il leur semble qu'un breuvage chaud ferait bien mieux leur affaire. Ils se souviennent que, le jour précédent, ce premier verre a réveillé les borborygmes; et amené cette première selle du matin par laquelle la maladie affirme sa persistance. Quand cette disposition existe, il faut couper l'eau avec du sirop, ou mieux la thermaliser avec un peu d'eau très-chaude.

J'ai pu ainsi faire supporter l'eau de l'Impératrice dans un cas où toute eau froide causait une impression douloureuse tant sur l'estomac que sur le ventre. Cette horreur de l'eau froide disparaît généralement aussitôt qu'il y a un peu d'amélioration.

Lorsque l'intolérance pour nos eaux en boisson est absolue, ce qui arrive très-rarement, on peut encore améliorer l'état du malade au moyen des bains et des douches ascendantes. Cette amélioration peut permettre plus tard d'utiliser l'eau en boisson.

Les douches ascendantes sont souvent utiles. Il faut dire cependant que leur emploi doit être exactement surveillé; car, dans ces états, pour peu qu'elles soient un peu fortes, un peu prolongées, ou trop fréquemment prises, elles donnent lieu à du ténesme, parfois à des selles sanguinolentes, enfin elles produisent une sorte de poussée dysentérique.

Cette apparente aggravation effraie les malades qui souvent se refusent à continuer l'usage des douches. Pourtant, un ou deux jours de repos ramènent le calme; et ces petites périodes d'état aigu plusieurs fois répétées peuvent amener la guérison d'une diarrhée chronique, à la condition toutefois de diriger cette médication avec la prudence nécessaire, et d'espacer convenablement les douches.

L'intolérance de l'estomac pour certaines sources, comme la Chloé et la Rigolette, dans la dyspepsie intestinale, m'ayant frappé, je me suis demandé s'il n'y avait pas quelque indication à remplir autre que celle à laquelle ces sources répondent. Les guérisons obtenues par la médication purgative, notamment par les purgatifs salins administrés à dose décroissante, doivent, ce me semble, nous servir de guide. A Karlsbad, on guérit la diarrhée avec des doses prudemment administrées de l'eau du *Sprudel*, qui, comme on sait, contient surtout du sulfate de soude et du chlorure de sodium. N'y a-t-il pas là matière à réflexion, et ne peut-on pas en conclure que les sources de Vals les plus efficaces contre les dyspepsies avec diarrhée doivent être précisément celles qui donnent la diarrhée? C'est, en effet, ce que l'observation m'a démontré. Mais comme l'action substitutive que l'on cherche ainsi doit être passagère, et, au besoin, plusieurs fois répétée, il faut, en modérant les doses, en coupant par des intermittences l'emploi des sources magnésiques les plus actives, produire ainsi plusieurs petites poussées modificatrices de cet état chronique.

Ainsi la meilleure marche à suivre dans cette maladie me paraît être de commencer par la source magnésique la plus facile à tolérer, l'Impératrice, pour continuer, si faire se peut, par la Précieuse ou la Désirée, à petites doses.

L'eau de l'Impératrice, que ces malades supportent à des doses assez élevées, peut suffire à amener la régularité des selles, en modifiant leur nature. Elles deviennent d'abord plus abondantes et moins fréquentes. Le malade, au lieu de vider son intestin en deux ou trois fois, arrive à n'avoir plus qu'une selle chaque matin. Les borborygmes diminuent, ainsi que la sensation de gêne dans le ventre. Puis, si la maladie est peu tenace, les matières deviennent peu à peu solides. Alors on peut continuer le traitement par une eau plus riche en bicarbonate de soude, non magnésique et ferrugineuse, comme la Chloé ou la Rigolette, et enfin le terminer par la Dominique ou la Saint-Louis.

Mais si la maladie est plus ancienne, l'efficacité du traitement est moins rapide. On observe alors souvent un fait remarquable. La suppression trop brusque des selles diarrhéiques amène une espèce de malaise tellement pénible, que les malades en viennent à regretter leur diarrhée. C'est que l'eau de l'Impératrice n'a pas exercé sur l'intestin une action assez intense. La diarrhée n'est alors arrêtée qu'en apparence. Une journée peut se passer sans que le malade se présente à la garde-robe, et cependant les matières contenues dans l'intestin sont encore liquides. Quand il en est ainsi, on ne doit pas hésiter à compléter le traitement par l'eau plus active de la Précieuse ou de la Désirée ; par la première, de préférence. On en fait prendre d'abord des demi-verres coupés, si besoin est, puis, un ou deux verres entiers matin et soir. Si l'action sur l'intestin se traduit par des selles abondantes, aussitôt qu'on la juge suffisante, on revient à l'Impératrice, en supprimant l'usage de la Précieuse, pour le reprendre plus tard, s'il le faut.

Ainsi, par une sorte de poussée aiguë, provoquée une ou deux fois, on modifie et régularise les fonctions intestinales perverties. Mais il est aisé de concevoir que ce traitement demande un certain temps ; aussi le médecin, dans ces cas rebelles, a-t-il rarement le plaisir d'assister à la guérison pendant la durée de la cure thermale. Il doit se résigner souvent à n'obtenir sur place qu'une amélioration. Il se peut même que le malade, en quittant Vals, soit dans un état en apparence plus mauvais qu'à son arrivée. Mais, après quelques jours, cette exacerbation momentanée s'apaise, et les désordres intestinaux disparaissent parfois avec une très-grande rapidité, le malade n'ayant plus besoin pour assurer sa guérison que de suivre un régime un peu sévère. Dans les cas moins heureux où la guérison n'est pas complète, il suffit pour la confirmer de quelques soins médicaux, et l'on voit alors réussir les mêmes moyens thérapeutiques dont l'efficacité avait été nulle avant que l'eau minérale eût exercé son action modificatrice.

Des quatre observations qui suivent, la première est un exemple de ces dyspepsies intestinales peu anciennes, en voie d'amélioration, dans lesquelles il suffit de diriger le traitement avec prudence pour en observer rapidement, et sur place, les bons effets. Les trois autres représentent des cas tenaces, beaucoup plus difficiles à traiter, et dans lesquels, comme on va voir, la guérison, ou l'amélioration, ne s'est produite qu'un certain temps après la cure.

Observation. — Un ecclésiastique, âgé de trente ans, vient à Vals à la fin du mois de juillet de cette année. Il est dyspeptique depuis le séminaire. Des travaux intellectuels un peu trop suivis ont augmenté encore les troubles digestifs. Dans ces deux dernières années, un amaigrissement très marqué a été la conséquence de mauvaises digestions presque constantes. Le malade est souvent pris de vertige stomacal. La constipation alterne avec la diarrhée; mais celle-ci est plus fréquente. Cependant sous l'influence d'un régime sévère, de l'eau de la Saint-Jean bue à table, et du repos de l'esprit, cet état s'est amélioré.

Actuellement les digestions sont lentes. Les aliments pèsent sur l'estomac pendant plusieurs heures. La digestion du repas du soir est fréquemment troublée. Vers le matin, un malaise subit réveille le malade qui éprouve de légers frissons accompagnés d'un peu de sueur froide. Si le sommeil n'est pas interrompu, il est agité et entrecoupé de rêves sans suite. Quand ces troubles ont lieu, au réveil une selle impérieuse, plus ou moins liquide, force le malade à se lever. Quand la mauvaise digestion a lieu dans la journée, elle s'annonce par une douleur frontale, et par un désordre de l'imagination qui ne peut plus se fixer sur aucun sujet. Il n'y a jamais eu de véritables douleurs d'estomac. Du côté de l'intestin, les périodes de bon état deviennent, depuis quelque temps, de plus en plus prolongées; cependant, il y a souvent, dans le ventre, des gargouillements, une sensation de torsion, de crampe, ou seulement de plénitude et d'engorgement, sur tout le trajet du gros intestin. L'appétit est assez bon, sans *fringales* subites, ni besoin impérieux de manger. La maigreur est encore considérable, le corps faible, le visage pâle. Il n'y a jamais rien eu du côté de la poitrine. Je conseille des bains alcalins quotidiens, des douches rectales, et, pour boisson, l'eau de la source Impératrice.

Le 25 juillet, le malade, après avoir pris alternativement l'eau de la Saint-Jean et celle de l'Impératrice, s'en tient à la dernière qu'il supporte beaucoup mieux.

Le 27, la dose est portee à six verres qui sont bus avec plaisir, tandis que, les premiers jours, il y avait un peu de répugnance. Les selles sont, en général, solides; cependant, de temps en temps il y a encore de la diarrhée.

Le jour suivant, l'usage de l'eau de la Chloé est commencé à la dose de deux verres d'abord, puis de quatre. Cette eau est mal supportée. Il faut revenir à l'Impératrice.

Le 2 août, l'état général est bon; pas de diarrhée. Le malade essaie successivement de remplacer l'Impératrice par la Rigolette, puis par la Dominique à petites doses, mais cette tentative lui ayant mal réussi, il reprend l'usage de l'Impératrice jusqu'à son départ.

Dans cette observation on peut voir que la source Impératrice a eu tous les honneurs de la cure. Tout essai d'une eau riche en bicarbonate de soude a mal réussi; la Dominique n'a pas été supportée par l'estomac. Comme il n'était pas nécessaire d'exercer sur l'intestin une action substitutive énergique, la maladie étant en voie d'amélioration, l'usage de la Précieuse n'était pas indiqué.

Observation. — Un officier de marine, âgé de quarante ans, atteint depuis plusieurs années de dyspepsie intestinale, est arrivé à Vals le 30 mai. La maladie a commencé à la suite d'un long séjour dans l'Océanie.

(La mère du malade est elle-même dyspeptique, avec prédominance de troubles intestinaux.)

Un grand nombre de remèdes ont été essayés; l'arsenic seul a produit un peu d'amélioration. Un régime sévère, le repos à terre, quelques soins suffisent pour modifier avantageusement la maladie; mais l'hygiène de la mer annule ce bon résultat.

Aujourd'hui l'affection est bornée aux symptômes suivants: une selle matinale, de consistance pâteuse, rarement diarrhéique, non soulageante, laissant une sensation de malaise qui cesse après un lavement. Une ou deux évacuations semblables dans la journée. La selle du matin est impérieuse, et annoncée ordinairement par un réveil subit, par des borborygmes, et une sensation de froid dans les jambes, que le malade combat en les enveloppant de flanelle. Cette tendance au refroidissement est telle que, jusqu'à ces derniers temps, le contact des draps de toile ne pouvait être supporté. L'appétit est médiocre. Les digestions se font sans douleur, mais lentement.

L'état général est assez bon; les forces ne sont pas trop déprimées. Le ventre, un peu pâteux, n'est douloureux dans aucun point. Le foie présente son volume normal.

Sur un des coudes on aperçoit une petite tache rouge, reste d'un psoriasis disparu spontanément et qui occupait les coudes et les genoux.

Le malade est mis d'abord à l'usage de la Marie et de la Saint-Jean qui sont prises avec un peu de répugnance; puis à celui de la source Impératrice, dont la dose est rapidement portée à six verrées par jour. Sous l'influence de cette eau, la selle matinale devient plus copieuse, plus soulageante, généralement unique; la sensation de malaise, qui la suivait, disparaît peu à peu. Cette amélioration augmente encore après l'emploi des douches ascendantes, qui ont d'abord occasionné du ténesme et des selles sanglantes. Cette excitation passagère de la muqueuse intestinale une fois calmée, le ventre est devenu plus souple, les borborygmes ont diminué.

Les accidents nerveux qui avaient lieu chaque nuit (agitation, insomnie, sensation du froid aux jambes, sueur) se produisent plus rarement. Le teint se colore; l'appétit est bon, les digestions se font moins lentement.

Cependant, cette amélioration me paraissant insuffisante, j'ai conseillé l'usage de sources plus minéralisées. Mais le résultat a été mauvais. Ni la Chloé, ni la Rigolette, ni la Magdeleine, bien que prises à doses très-modérées, n'ont réussi. Au bout de deux ou trois jours, la digestion se ralentissait, l'appétit diminuait, et les nuits devenaient agitées ; de violents battements artériels se faisaient sentir dans les tempes. Le malade a dû trois fois revenir à l'Impératrice, alternée avec la Dominique dont je lui ai fait commencer l'usage vers le milieu de la cure, comme la prédominance des symptômes nerveux l'indiquait. Le traitement était complété par des bains alcalins, et par quelques bains d'eau de la Saint-Louis.

Le 20 juin, quand le malade a quitté Vals, bien que son état fût amélioré, la maladie n'était évidemment pas guérie ; mais je pensais que l'action modificatrice de l'eau minérale ne tarderait pas à se faire sentir. C'est, en effet, ce qui est arrivé.

Quinze jours après, j'ai su que l'amélioration s'était confirmée, et que les selles étaient devenues naturelles. Je n'ose espérer qu'une affection aussi ancienne cède à une seule cure par les eaux de Vals ; mais ce résultat, ne fût-il cette fois que temporaire, est encourageant pour l'avenir.

Cette observation est un exemple de l'intolérance à l'égard des sources fortes qui existe si souvent chez ces dyspeptiques. Elle montre aussi comment la modification produite par l'eau de l'Impératrice, bien que difficile à apprécier pendant la cure, a été en réalité assez profonde pour amener ultérieurement un résultat satisfaisant.

Observation. — Une dame des environs de Grenoble, âgée de 30 ans, a éprouvé, à la suite de plusieurs couches et fausses couches trop rapprochées, des troubles digestifs que deux cures à Saint-Nectaire avaient fait disparaître, au moins en grande partie. Depuis l'an passé, la diarrhée est survenue, et la maladie a pris tous les caractères de la dyspepsie intestinale. Aucune souffrance du côté de l'estomac, mais point d'appétit. Tous les matins, vers deux ou trois heures, le sommeil est interrompu par un malaise accompagné souvent d'un peu de sueur. Une sensation de pesanteur dans le ventre, suivie de borborygmes, annonce une selle de mauvaise nature. Tantôt la malade peut rester au lit, mais sans que le sommeil revienne ; tantôt elle est forcée de se lever, et les matières qu'elle rend sont, en général, liquides ou incomplètement liées, ou enfin composées d'une partie solide suivie d'une partie liquide. Cette selle est rarement soulageante, et il semble qu'une autre devra bientôt lui succéder. Cependant elle est ordinairement unique, et aucune évacuation n'a plus lieu jusqu'au lendemain. Un état nerveux très-développé, une sensibilité exagérée, de fréquentes insomnies qui en dépendent, accompagnent ces accidents dyspeptiques. Dans le courant de l'année, une ulcération du col utérin, dont une leucorrhée abondante avait fait soupçonner l'existence, a été guérie par des cautérisations au nitrate d'argent. Il reste encore un peu de leucorrhée. Le teint est pâle, les pieds sont un peu œdématiés, surtout le gauche ; les urines ne contiennent pas d'albumine. A peine un léger bruit de souffle au cœur, Pouls faible. Rien du côté des poumoins. Aucun traitement sérieux n'a été suivi ; un peu de sulfate de quinine, pris à une époque où il y avait de temps en temps de petits mouvements de fièvre, n'a pas été supporté par l'estomac.

A Vals, dans les premiers jours, la malade a essayé, avec un égal insuccès, l'eau de la source des Convalescents, de la Saint-Louis et de la Dominique. L'estomac s'en est mal trouvé. Les digestions, seulement lentes jusque-là, sont devenues douloureuses. Chaque repas amène une sensation de brûlure qui se produit aussi dans leur intervalle. La langue est jaune à sa base, pointillée de rouge à son extrémité. Une douche ascendante a occasionné du ténesme, et les selles sont devenues liquides, glaireuses, sanguinolentes, accompagnées de vives coliques.

Je vois la malade pour la première fois le 14 juillet, et la trouve découragée, prête à partir, déclarant que toute boisson froide lui fait horreur. Je conseille la Chloé thermalisée, à très-faible dose ; mais elle n'est pas supportée. Les accidents d'irritation de tout le tube digestif persistant, j'essaie alors de faire prendre l'eau de l'Impératrice, par quart de verre, en la coupant avec quelques gouttes de teinture de camomille et en la sucrant.

Le 14 juillet, une seule selle, liquide encore, mais non dysentérique. Pas de coliques. Trois demi-verrées d'eau de l'Impératrice, sucrée et additionnée de teinture de camomille. A la source même, un demi-verre thermalisé avec un filet d'eau chaude.

Le 17, selles liquides. Chaque repas cause encore une sensation de brûlure à l'estomac. Même dose d'eau minérale. Une goutte de laudanum avant chaque repas. Deux gouttes le jour suivant.

Le 19, une seule selle, molle. La douleur d'estomac a beaucoup diminué. Supprimer le laudanum. Quatre demi-verres d'eau de l'Impératrice, bus à la source, et coupés seulement avec du sirop, sont bien supportés. Un bain alcalin chaque jour.

Le 20, la malade commençant à éprouver un peu de répugnance pour l'eau de l'Impératrice, je conseille la Saint-Jean à la même dose; mais celle-ci est mal tolérée. Chaque digestion a été douloureuse. J'ordonne de nouveau l'Impératrice.

Le 22, pas de selle. Sensation de gêne dans le ventre. Lavement frais. Le matin un demi-verre de la Marie. Le soir un demi-verre de la Précieuse, coupé avec du sirop de gomme. La Précieuse a passé beaucoup mieux que la Marie. La dose en est portée à deux demi-verres matin et soir, pendant plusieurs jours. Elle amène chaque jour une selle liquide, mais sans coliques, copieuse et soulageante. Cette action sur l'intestin me paraissant suffisante pour le moment, j'essaie de faire prendre un peu d'eau de la Dominique, mais, comme au début du traitement, elle réveille les douleurs gastralgiques; il faut y renoncer et revenir à la source Impératrice. En même temps, une douche ascendante tous les deux jours; bains alcalins, alternés avec des bains d'eau de la Saint-Louis.

Le 29, pas de selles depuis deux jours; sensation pénible dans le ventre. Deux demi-verres de Précieuse, matin et soir, amènent une selle molle, abondante, qui soulage la malade. L'état général est meilleur. La base de la langue se nettoie; la pointe est moins rouge, Les digestions ne sont plus accompagnées d'aucune douleur. L'appétit s'éveille. L'œdème des pieds a complètement disparu. La malade remplace encore une fois la Précieuse par l'Impératrice, et quitte Vals, non guérie, mais en voie manifeste de guérison.

Les suites de la cure thermale ont été heureuses. Cette dame m'ayant, quelques semaines après, renseigné sur son état, j'ai appris que les digestions sont restées bonnes, et que les selles diarrhéiques ont été remplacées par une tendance à la constipation. Celle-ci, causant un malaise très-pénible, la malade a pris, suivant mon conseil, une faible dose de sulfate de soude, répétée tous les deux jours pendant une semaine, après quoi elle a fait usage, avant chaque repas d'un mélange de magnésie et de sous-nitrate de bismuth. Depuis, les selles sont devenues naturelles, les borborygmes ont à peu près cessé; le ventre est souple, non douloureux. La guérison paraît ne devoir plus être qu'une affaire de régime.

Il faut noter dans cette observation :

1° Comme dans la précédente, l'amélioration plus manifeste quelque temps après la cure que pendant le séjour à Vals ;

2° La difficulté que présente le traitement par les eaux minérales dans cette forme de dyspepsie ; le danger d'aggraver le mal si le choix de la source n'est pas heureux, et si les doses ne sont pas réglées avec une grande prudence ;

3° La tolérance de l'estomac pour les sources magnésiques, facile à concevoir pour l'Impératrice peu riche en bicarbonate de soude, étonnante, quand il s'agit de la Précieuse, qui est fortement minéralisée ;

4° La rapidité avec laquelle, sous l'influence de l'eau de l'Impératrice, coupée avec de la teinture de camomille, puis avec du sirop, la poussée dysentérique s'est calmée, et, remplacée d'abord par des selles simplement diarrhéiques, a fini par faire place à un commencement de constipation ;

5° Le malaise causé par cette constipation et combattu si heureusement par l'usage de la Précieuse, qui procurait chaque jour une selle abondande, liquide ou molle ;

6° L'utilité de thermaliser l'eau par l'addition de quelques gouttes d'eau chaude dans les cas où les malades redoutent une boisson froide.

Observation. — Une dame des environs de la Rochelle, vient à Vals le 12 juin de cette année. Après avoir eu des coliques hépatiques et de l'ictère, dont elle s'était guérie à Vichy, elle a été atteinte, l'an dernier, de dyspepsie intestinale, et est retournée à Vichy. Là, pendant toute la durée de la cure, la diarrhée a persisté. Au retour, aucune amélioration ne se produisant, il a fallu recourir à diverses médications. L'arsenic a donné un assez bon résultat, et cette dame passe souvent plusieurs jours sans diarrhée ; mais le moindre écart de régime la ramène.

Nos eaux minérales, quoique prises à faible dose (l'Impératrice d'abord, puis la Chloé alternée avec la Désirée) ont causé une diarrhée aiguë. Les douches ascendantes, difficilement supportées, ont augmenté encore cette exacerbation. Il a fallu plusieurs fois interrompre le traitement, et cette dame a quitté Vals plus malade en apparence qu'à son arrivée. Mais, à son retour chez elle, le régime seul a mis fin à cette aggravation temporaire; et, dans les premiers jours de septembre, son médecin, le Dr Lafargue, de Montguyon, m'a annoncé qu'il la considérait comme absolument rétablie.

Cette observation est encore un exemple de ces guérisons obtenues après coup, sous l'influence des eaux de Vals, et de la manière dont celles-ci agissent le plus souvent dans ce genre de maladie. Lorsque, ainsi que dans ce cas, la dyspepsie intestinale a suivi une affection du foie dont il reste quelques vestiges, les sources magnésiques sont encore spécialement indiquées. Cependant cette indication est moins absolue, l'essentiel étant d'agir par le bicarbonate de soude contre la maladie primitive, qui, sans doute, bien que les symptômes en soient masqués, tient tous les troubles digestifs sous sa dépendance.

RÉSUMÉ

Quelques-unes des sources de Vals contiennent une notable proportion de bicarbonate de magnésie.

Ce sont :

La Précieuse, la Désirée, sources bicarbonatées sodiques fortes.

L'Impératrice, faible en bicarbonate de soude, riche en fer, et contenant une quantité relativement considérable de bicarbonate de magnésie et de chaux.

Les sources magnésiques sont remarquables par la facilité avec laquelle l'estomac les tolère.

Cette tolérance est importante pour le traitement des dyspepsies douloureuses, qui généralement se trouvent mal de l'emploi des eaux bicarbonatées sodiques, tandis que l'usage en est si efficace contre la vraie gastralgie, celle dont les accès sont espacés.

Chez beaucoup de malades, les sources magnésiques n'agissent point d'une façon spéciale sur l'intestin.

Chez un certain nombre, elles produisent un effet laxatif.

Cet effet est tantôt passager, tantôt persistant. Il peut être utilisé :

1° Pour obtenir une action déplétive dans les engorgements

du foie, la pléthore abdominale, la constipation. Il ne faut pas laisser cette action se prolonger parce que, alors, elle nuit au traitement, au lieu de le rendre plus complet.

2° Pour exercer une action substitutive sur la muqueuse de l'intestin dans la dyspepsie intestinale.

Pour peu qu'elle soit ancienne, cette maladie, rebelle et délicate à traiter par les eaux minérales, ne guérit généralement à Vals qu'après avoir subi une aggravation artificielle et momentanée dont il faut surveiller et borner le degré.

La source Impératrice est celle qui convient le mieux pour commencer le traitement de cette affection. Quelquefois elle suffit pour l'achever.

Dans les cas récents, cette eau stimule suffisamment les fonctions intestinales pour que la nature des selles soit promptement modifiée. Si elles deviennent naturelles, on n'a plus qu'à compléter la cure en employant une eau plus riche en bicarbonate de soude, et toujours ferrugineuse, comme la Chloé ou la Rigolette, ou enfin par l'usage de la Dominique ou de la Saint-Louis.

Dans des cas plus anciens, l'action substitutive de la source Impératrice peut suffire encore ; mais quelquefois elle n'est pas assez énergique. Alors il convient de recourir aux deux autres sources magnésiques, la Précieuse et la Désirée (plutôt à la première), sans abandonner l'usage de l'Impératrice, à laquelle on revient chaque fois que l'action de la Précieuse tend à dépasser le but.

L'action des eaux magnésiques peut être aidée par l'emploi modéré des douches intestinales.

Dans certains cas graves, aucune de nos eaux ne peut être supportée en boisson. Il faut alors se borner à améliorer d'abord l'état général par les bains alcalins ; puis à faire prendre un peu d'eau faible pendant les repas, pour arriver enfin à l'eau bue à la source.

L'amélioration, due au seul emploi des bains alcalins, est assez rapide. Nos bains de Vals ont une action stimulante bien manifeste. Comparée à celle des eaux de Vichy, elle m'a paru beaucoup plus forte. Ne voulant pas m'en rapporter à ma seule appréciation, j'ai interrogé tous les transfuges de Vichy ; tous ont été de mon avis. La rougeur bien marquée de la peau pendant le bain, et la chaleur qu'on y éprouve ne laissent d'ailleurs aucun doute à cet égard.

www.ingramcontent.com/pod-product-compliance
Ingram Content Group UK Ltd.
Pitfield, Milton Keynes, MK11 3LW, UK
UKHW021519260726
13993UKWH00004B/1760